Stoned als Nebenwirkung

Kiffen für die Gesundheit

Copyright: 2024
              Klaus-Peter Baumdick
              c/o COCENTER
              Koppoldstr. 1
              86551 Aichach

Text: Libreoffice Writer 7.3.4.2
Coverdesign: Klaus-Peter Baumdick
Grafik: aitubo.ai

Erste Auflage, September 2024

ISBN: 978-3-384-33991-1

Inhaltsverzeichnis

Vorwort

Haschisch, auch bekannt als Hasch, ist ein psychoaktives Produkt, das aus dem Harz der Cannabispflanze gewonnen wird. Es enthält die psychoaktiven Substanzen THC (Tetrahydrocannabinol) und CBD (Cannabidiol), die verschiedene Wirkungen auf den menschlichen Körper und Geist haben.

Ich selbst habe als jugendlicher das erste mal Kontakt zu der Droge gehabt, den Konsum aber nicht weiter verfolgt. Im Alter von 52 Jahren, nachdem ich eine schwere Operation am Herzen hinter mich bringen musste, litt ich aufgrund des nachfolgenden Bewegungsmangels unter extremen Muskelverspannungen im oberen Rücken- und Schulterbereich. Ein Problem, mit dem ich mich schon viele Jahre als eine Art von Berufskrankheit herumschlagen musste. Ich konnte dem immer durch Bewegung in Form von Krafttraining weitgehend entgegenwirken und brauchte nur selten Schmerzmittel, doch jetzt nicht mehr. Schon viele Jahre waren meine Tabletten 100mg Tilidin, ein hochwirksames Schmerzmittel auf Opiumbasis. Daran störte mich schon lange, dass ich am Folgetag der Einnahme bis in die Nachmittagsstunden völlig breit war und die ständige Angst, abhängig zu werden, ließ mich oftmals keine Schmerztabletten nehmen, obwohl es angebracht gewesen wäre. Ebenfalls ergänzt meinen Tablettenvorrat Ortoton, ein wirksames Muskelrelaxans, welches unter anderem die Nebenwirkung von massiven Schwindelanfällen bei längerer Einnahmedauer (mehr als 3 Tage in Folge) hat. All das wollte ich nicht mehr und ich entschied mich zum Eigenanbau von Hanf. Heute kann ich sagen, es war die beste Entscheidung in diesem Zusammenhang überhaupt. Warum, das erkläre ich Ihnen in diesem Buch. Ich muß dazu vorweg sagen, dass immer wieder vor Nebenwirkungen des THC Konsums gewarnt wird. Doch viele schädliche Nebenwirkungen beziehen sich lediglich auf den Tabak, mit dem viele Konsumenten ihr Haschisch mischen. Ich rauche mein Dope immer pur aus einer Glaspfeife. Die schädlichen Nebenwirkungen von Tabak sind mir als Herzpatient zu gefährlich. In diesem Buch schreibe ich zu jeder Wirkung immer ein unverbindliches „kann". Das liegt einfach daran, dass je nach Gemützustand oder sonstigen Umständen die Wirkung von Dope unterschiedlich ist. Kifft man zum Beispiel unter totalem Stress, so wird sich eine entspannende Wirkung eher nicht einstellen, als wenn man ganz in Ruhe, Abends im Sessel vor dem Fernseher seine Pfeife raucht. Ausserdem wirkt Dope bei jedem Menschen ein klein wenig anders, vor allem in Abhängigkeit zum jeweiligen Gesundheitszustand.

Haschisch in der Antike

Haschisch und Cannabis allgemein haben eine lange Geschichte, die sich über mehrere Jahrtausende erstreckt und verschiedene Kulturen und Zivilisationen umfasst. Von der antiken Verwendung in medizinischen und religiösen Kontexten bis hin zu ihrer Rolle in traditionellen und modernen spirituellen Praktiken zeigt sich die bedeutende Rolle, die Cannabis in der menschlichen Geschichte gespielt hat.

Alter Orient und Ägypten

Cannabis wurde im alten Ägypten als Medizin verwendet. Die Pflanze ist in historischen Texten und archäologischen Funden erwähnt. Die alten Ägypter nutzten Cannabis für eine Vielzahl von medizinischen Zwecken, einschließlich Schmerzbehandlung und als Mittel zur Entspannung.

Persisches Reich

Im alten Persien (heute Iran) wurde Cannabis auch medizinisch verwendet. Die Perser kannten die psychoaktiven Eigenschaften der Pflanze und verwendeten sie in religiösen und kulturellen Zeremonien. Der Begriff „Hashisch" stammt aus dem Arabischen und bedeutet „Zucker" oder „Süßstoff", was möglicherweise auf die Art und Weise hinweist, wie es konsumiert wurde.

Indien

In Indien hat Cannabis eine lange Tradition als Teil der religiösen und spirituellen Praxis. Es wird in den Veden, den alten heiligen Texten Indiens, erwähnt. Cannabis, bekannt als „bhang", „charas" und „ganja", wurde von Hindu-Priestern und religiösen Gruppen verwendet, um den Kontakt mit dem Göttlichen zu fördern. „Charas" ist ein spezifisches Haschisch-Produkt, das durch das Rollen von Cannabis-Trichomen in den Händen gewonnen wird.

Haschisch bei wild lebenden Völkern

Zentralasien

In Zentralasien und auf dem Indischen Subkontinent war Cannabis ein integraler Bestandteil der Kultur und Medizin. Historische Berichte deuten darauf hin, dass Cannabis in verschiedenen Formen, einschließlich Haschisch, von Nomadenstämmen verwendet wurde.

China

Die Verwendung von Cannabis in China reicht bis in die Antike zurück. Die alten Chinesen verwendeten die Pflanze sowohl für ihre Fasern als auch für medizinische Zwecke. Im 3. Jahrhundert v. Chr. wurde

Cannabis in der traditionellen chinesischen Medizin verwendet.

Historische Berichte und Textquellen

Hippokrates und Galenus

Der griechische Arzt Hippokrates und der römische Arzt Aelius Galenus, beschrieben Cannabis in ihren medizinischen Schriften. Während sie die Pflanze nicht direkt als „Haschisch" bezeichneten, beschrieben sie ihre medizinischen Eigenschaften und Anwendungen.

Kama Sutra

Im „Kama Sutra", einem alten indischen Text über Liebe und Erotik, wird die Verwendung von Cannabis erwähnt, um das sexuelle Vergnügen zu fördern.

Religiöse und spirituelle Praktiken

Sufismus

Im frühen Islam verwendeten Sufi-Gruppen Cannabis für spirituelle Erfahrungen. Die Pflanze wurde in verschiedenen religiösen Praktiken verwendet, um Transzendenz und mystische Erfahrungen zu fördern.

Rastafarianismus

Im 20. Jahrhundert wurde Cannabis im Rastafarianismus als heilig angesehen. Die Rastafaris betrachten es als „Heiliges Kraut", das in religiösen Zeremonien verwendet wird, um das Bewusstsein zu erweitern und eine spirituelle Verbindung zu Gott herzustellen.

THC

THC, oder Tetrahydrocannabinol, ist der wichtigste psychoaktive Wirkstoff in Cannabis. Es ist verantwortlich für die meisten der psychotropen (bewusstseinsverändernden) Effekte, die mit dem Konsum von Marihuana verbunden sind.

Der chemische Name von THC lautet Δ9-Tetrahydrocannabinol (Δ9-THC)

THC ist ein organisches Molekül mit der chemischen Formel $C_{11}H_{15}O_2$, das zu den Cannabinoiden gehört. Cannabinoide sind eine Gruppe von C21-Verbindungen, die in der Cannabis-Pflanze vorkommen.

THC ist fettlöslich und löst sich daher gut in Fetten und Ölen, was es in der Herstellung von Cannabis-Edibles (Esswaren) nützlich macht.

THC wirkt im Körper, indem es an Cannabinoid-Rezeptoren (hauptsächlich CB1- und CB2-Rezeptoren) im Gehirn und Nervensystem bindet. Diese Rezeptoren sind Teil des Endocannabinoid-Systems, das eine Rolle bei der Regulierung von Stimmung, Appetit, Gedächtnis und Schmerz spielt.

Die CB1 Rezeptoren befinden sich hauptsächlich im Gehirn und sind für die psychoaktiven Wirkungen von THC verantwortlich, wie etwa Euphorie, veränderte Wahrnehmung und kognitive Beeinträchtigung.

Die CB2-Rezeptoren befinden sich hauptsächlich im Immunsystem und sind weniger an psychoaktiven Effekten beteiligt, spielen jedoch eine Rolle bei der Regulation von Entzündungen und Immunantworten.

Die bekanntesten psychoaktiven Effekte von THC sind eine erhöhte Stimmung, Euphorie, veränderte Wahrnehmungen von Raum und Zeit, verstärkte Sinneswahrnehmungen und eine generelle Veränderung des Bewusstseins.

THC kann auch medizinische Vorteile haben, einschließlich Schmerzreduktion, Appetitanregung (hilfreich bei Menschen mit Appetitverlust durch Krankheiten wie Krebs oder AIDS), Linderung von Übelkeit (insbesondere bei Chemotherapie), und Verringerung von Muskelspastizität (nützlich bei Multipler Sklerose).

Zu den möglichen negativen Effekten gehören Angst, Paranoia, Beeinträchtigung des Kurzzeitgedächtnisses, beeinträchtigte motorische Fähigkeiten, sowie bei langfristigem Gebrauch mögliche kognitive Beeinträchtigungen.

THC wird in der Medizin zur Behandlung chronischer Schmerzen eingesetzt, insbesondere in Fällen, in denen herkömmliche Schmerzmittel versagen.

THC-basierte Medikamente werden ebenfalls verschrieben, um den Appetit bei Patienten mit schweren Krankheiten wie Krebs oder AIDS zu steigern.

Weiterhin wird THC zur Linderung von Übelkeit und Erbrechen, die durch Chemotherapie verursacht werden, verwendet.

THC kann auch Muskelspasmen und Krämpfe lindern, die bei Erkrankungen wie Multipler Sklerose auftreten.

THC wird in der Leber zu 11-Hydroxy-THC metabolisiert, einer Verbindung, die ebenfalls psychoaktiv ist und in manchen Fällen sogar stärker wirkt als THC selbst. Danach wird es weiter in inaktive Metaboliten abgebaut, die schließlich über den Urin ausgeschieden werden.

Der rechtliche Status von THC variiert weltweit stark. In einigen Ländern ist der Gebrauch von THC sowohl für medizinische als auch für Freizeitnutzung legal, während es in anderen Ländern strikt verboten ist. In Deutschland zum Beispiel ist der Freizeitgebrauch von THC bis zum April 2024 verboten gewesen, darf seitdem aber unter bestimmten Auflagen verwendet werden.

THC ist ein komplexes Molekül mit einer Vielzahl von Wirkungen auf den menschlichen Körper, von psychoaktiven Effekten bis hin zu potenziellen medizinischen Anwendungen. Seine Nutzung wird intensiv erforscht, um die genauen Vorteile und Risiken besser zu verstehen.

CBD

CBD, oder Cannabidiol, ist ein chemischer Bestandteil der Cannabispflanze, der in den letzten Jahren aufgrund seiner potenziellen gesundheitlichen Vorteile und seiner nicht-psychoaktiven Natur viel Aufmerksamkeit erhalten hat.

Der chemische Name lautet Cannabidiol (CBD)

CBD ist ein Phytocannabinoid, das in Cannabis sativa vorkommt. Es hat die chemische Formel $C_{21}H_{30}O_2$. CBD ist eines von über 100 Cannabinoiden, die in der Cannabispflanze vorkommen.

CBD ist, ähnlich wie THC, fettlöslich. Es kann also gut in Fetten und Ölen gelöst werden, was es für verschiedene Darreichungsformen geeignet macht.

CBD interagiert mit dem Endocannabinoid-System im menschlichen Körper, beeinflusst aber die Cannabinoid-Rezeptoren (CB1 und CB2) auf andere Weise als THC. CBD hat eine schwache Bindung an CB1-Rezeptoren und wirkt nicht psychoaktiv, da es keine signifikante direkte Aktivierung dieser Rezeptoren bewirkt.

CBD wirkt indirekt, indem es die Wirkung von Endocannabinoiden wie Anandamid verstärkt und den Abbau dieser Substanzen hemmt. Es kann auch andere Rezeptoren wie 5-HT1A (Serotoninrezeptor), TRPV1 (Vanilloid-Rezeptor), und PPARs (nukleäre Rezeptoren) modulieren, was zu seinen vielfältigen Wirkungen beiträgt.

Im Gegensatz zu THC hat CBD keine bewusstseinsverändernden Effekte. Es führt nicht zu einem "High" oder Rauschzustand.

CBD wird häufig für seine angstlösenden Eigenschaften genutzt. Es kann helfen, Stress und Angst zu reduzieren, ohne die sedierenden Effekte, die oft mit traditionellen Medikamenten verbunden sind.

CBD hat starke entzündungshemmende Eigenschaften und wird in der Behandlung von chronischen Entzündungserkrankungen wie Arthritis untersucht.

CBD kann Schmerzen lindern, insbesondere bei chronischen Schmerzsyndromen. Es wird oft als Alternative zu opioidhaltigen Schmerzmitteln verwendet.

CBD ist bekannt für seine antikonvulsiven Eigenschaften und wird zur Behandlung von Epilepsie eingesetzt, insbesondere bei seltenen Formen wie dem Dravet-Syndrom.

CBD zeigt neuroprotektive Wirkungen und wird untersucht, um neurodegenerative Erkrankungen wie Alzheimer und Parkinson zu behandeln.

Eines der am besten erforschten Anwendungsgebiete von CBD ist die Behandlung von Epilepsie. Das CBD-basierte Medikament Epidiolex ist von der FDA zugelassen, um bestimmte schwere Formen von Epilepsie zu behandeln.

CBD wird häufig zur Linderung von Angstzuständen und Stress verwendet. Es kann bei generalisierten Angststörungen, sozialer Phobie und posttraumatischer Belastungsstörung (PTBS) helfen.

Patienten mit chronischen Schmerzen berichten oft von einer Linderung durch CBD, insbesondere bei Schmerzen, die durch entzündliche Erkrankungen verursacht werden.

CBD kann bei der Behandlung von Schlaflosigkeit und anderen Schlafstörungen helfen, indem es den Schlafzyklus reguliert und die Schlafqualität verbessert.

Der rechtliche Status von CBD variiert weltweit. In vielen Ländern, einschließlich Deutschland, ist CBD legal, sofern es aus Hanf gewonnen wird und der THC-Gehalt unter einem bestimmten Schwellenwert liegt (in der Regel 0,2% bis 0,3%). CBD-Produkte dürfen oft als Nahrungsergänzungsmittel verkauft werden, aber es gibt strenge Regelungen bezüglich ihrer medizinischen Verwendung.

THC vs. CBD

THC ist psychoaktiv und erzeugt die charakteristischen "High"-Effekte, während CBD nicht psychoaktiv ist und daher keine Bewusstseinsveränderungen verursacht. Beide Verbindungen haben jedoch therapeutische Eigenschaften, die sich ergänzen können.

CBD kann die psychoaktiven Wirkungen von THC abschwächen. In vielen medizinischen Cannabisprodukten wird ein bestimmtes Verhältnis von CBD zu THC genutzt, um eine ausgewogene Wirkung zu erzielen.

Darreichungsformen

CBD-Öl ist eine der häufigsten Formen, in der CBD konsumiert wird. Es kann unter die Zunge geträufelt oder zu Lebensmitteln hinzugefügt werden.

CBD gibt es auch in Form von Kapseln oder Tabletten, die eine präzise Dosierung ermöglichen.

Cremes, Salben und Balsame mit CBD werden für die lokale Anwendung auf der Haut verwendet, um Schmerzen und Entzündungen zu lindern.

CBD kann auch in Lebensmitteln wie Gummibärchen oder Schokolade verarbeitet werden.

CBD kann auch verdampft werden, um eine schnelle Wirkung zu erzielen.

CBD ist eine vielseitige Substanz mit einer breiten Palette von potenziellen gesundheitlichen Vorteilen. Es wird zunehmend als sicheres und effektives Mittel zur Behandlung einer Vielzahl von Beschwerden angesehen, ohne die psychoaktiven Nebenwirkungen von THC.

Haschisch insgesamt wird sehr oft geraucht, als Joint mit Tabak vermischt oder pur in einer Pfeife. Aber auch die Einnahme in Verbindung mit Lebensmitteln (Tee, Kekse, Brownies usw.) ist üblich, aber mit Vorsicht zu genießen. Während beim rauchen die Wirkung des THC innerhalb weniger Minuten eintritt, dauert es bei der oralen Einnahme bis zu einer Stunde. So ist die richtige Dosierung schwierig und es besteht die Gefahr einer Überdosierung, was den positiven psychedelischen Effekt ins negative verkehren kann. Das Ergebnis können Wahnvorstellungen während der Dauer des Rauschzustands sein. Sollten Sie mit der oralen Einnahme liebäugeln, ist es hilfreich, ein Fläschchen CBD bei der Hand zu haben. CBD ist quasi das Gegenmittel zu THC.

Der Selbstanbau

Mit der Legalisierung des Cannabis-Eigenanbaus in Deutschland ist ein neuer Weg für die verantwortungsbewusste Nutzung der Pflanze geöffnet worden. In diesem Kapitel werden die wichtigsten Schritte und Überlegungen beschrieben, um erfolgreich Cannabis für den Eigenbedarf anzubauen. Wir werden uns auf die grundlegenden Techniken, die notwendigen Materialien sowie rechtliche und sicherheitstechnische Aspekte konzentrieren.

Bevor du mit dem Anbau beginnst, ist es wichtig, die gesetzlichen Rahmenbedingungen zu verstehen. In Deutschland dürfen Erwachsene ab 18 Jahren bis zu drei weibliche Pflanzen für den Eigenbedarf anbauen. Der Anbau muss in einem privaten, vor Minderjährigen geschützten Bereich erfolgen. Diese Einschränkungen sollten stets beachtet werden, um den rechtlichen Rahmen nicht zu überschreiten.

Die Ernte von drei Pflanzen reichen bei mir für den Konsum an durchschnittlich fünf Tagen je Woche mit einer Pfeife für ein ganzes Jahr aus. Ich baue mein Dope im Garten an. Für die Einhaltung der gesetzlich vorgeschriebenen Absicherungsmaßnahmen sorgen unsere Herdenschutzhunde. Wer Cannabis im Haus anbauen will, sollte bedenken, dass die Pflanzen einen extremen Geruch verbreiten. Dafür wird die Growbox benötigt, anders hielte man es in der Wohnung nicht mehr aus.

Auswahl des Standorts

Die Wahl des richtigen Standorts ist entscheidend für den Erfolg deines Anbaus. Cannabis kann sowohl im Freien (Outdoor) als auch in Innenräumen (Indoor) angebaut werden. Für den Indoor-Anbau benötigst du:

- Einen abgeschlossenen Raum oder Zelt (Growbox)

- Belüftungssysteme (Ventilatoren und Abluftfilter)

- Beleuchtung (LED, HPS-Lampen)

- Wachstumsmedien (Erde, Kokosfaser oder Hydroponiksysteme)

Im Freien sollten die Pflanzen an einem sonnigen und gut belüfteten Standort stehen, wo sie vor unerwünschten Blicken geschützt sind. Achte darauf, dass der Standort ausreichend Licht und Schutz vor starken Winden bietet. Je nach Sorte können die Pflanzen im Außenanbau eine Höhe von drei Metern und mehr erreichen.

Die richtige Genetik

Die Auswahl der richtigen Samen ist der nächste
Schritt. Es gibt verschiedene Cannabis-Sorten, die
unterschiedliche Wirkungen, Wachstumszeiten und
Ertragsmengen bieten. Für Anfänger empfiehlt es
sich, autoflowering Sorten zu wählen, die unabhän-
gig von der Lichtmenge automatisch blühen und somit leichter zu handhaben sind.

Anbau und Pflege

Der Anbau beginnt mit der Keimung der Samen.
Lege die Samen zwischen feuchte Papiertücher und
warte, bis sich die ersten Wurzeln zeigen. Danach
pflanze die gekeimten Samen in kleine Töpfe mit
Erde. Eine Aussaat direkt in die Erde funktioniert
genauso gut.

In der Wachstumsphase benötigen die Pflanzen viel
Licht und regelmäßige Bewässerung. Achte darauf,
dass die Pflanzen nicht überwässert werden, um
Wurzelfäule zu vermeiden. Düngemittel mit einem
hohen Stickstoffgehalt unterstützen das Wachstum.

Die Blütezeit wird eingeleitet durch die Verkürzung
von Lichtzeiten. Sobald die Pflanzen in die Blütephase übergehen, benötigen sie weniger Stickstoff,
aber mehr Phosphor und Kalium. In der Indoor-Kul-
tur kannst du die Blütephase durch die Umstellung
der Beleuchtungszeiten auf 12 Stunden Licht und 12

24

Stunden Dunkelheit einleiten. Autofloweringpflanzen interessieren sich hingegen nicht für eine Änderung der Lichtzeiten. Normaler Cannabis draussen angepflanzt, geht je nach Anbauregion etwa Mitte August bis Mitte September in die Blütephase über. Man erkennt dies an kleinen weißen Härchen, die sich überall bilden.

Die Pflanzen sind erntereif, wenn die Trichome (harzgefüllte Drüsen) eine milchig-weiße Farbe annehmen. Oft verfärben sich die Blüten unter dem Harz dann nach dunkelrot bis lila. Schneide die Blüten ab und hänge sie zum Trocknen kopfüber an einem gut belüfteten Ort auf. Dieser Prozess kann ein bis zwei Wochen dauern, je nach Luftfeuchtigkeit.

Das trocknen im Dörrautomaten funktioniert auch und geht wesentlich schneller, dauert aber auch mehrere Tage.

Ich empfehle, die Ernte jetzt nur noch mit Latexhandschuhen anzufassen. Warum das so ist, merkst Du, wenn Du das erste mal die Blüten in der Hand hattest.

Nach dem trocknen soll das Harz noch aushärten. Man kann jetzt schon mal die Wirkung antesten aber das aushärten verstärkt nochmal die Wirkung.

Dazu können die Blüten in luftdichten Gläsern für mindestens zwei Wochen ausgehärtet werden. Dieser

Schritt ist entscheidend, um das volle Aroma und die Wirksamkeit des Cannabis zu entfalten.

Cannabis sollte an einem kühlen, dunklen Ort in luftdichten Behältern gelagert werden. Dies bewahrt die Qualität und verhindert den Verlust von Wirkstoffen. Achte darauf, dass die Behälter kindersicher und vor neugierigen Blicken geschützt sind.

Der Anbau von Cannabis bringt auch Verantwortung mit sich. Es ist wichtig, den Anbauort sicher und unzugänglich für Unbefugte, insbesondere Minderjährige, zu gestalten. Achte darauf, dass die Pflanzen nur für den Eigenbedarf verwendet werden und die gesetzlichen Grenzen eingehalten werden.

Ganz wichtig zu wissen: Haschisch, und damit meine ich auch den Rauch, wirkt auf manche Tiere, wie zum Beispiel Hunde und Katzen extrem toxisch und kann die Tiere töten!

Wenn Du zu Hause kiffst, sorge dafür, dass kein Tier den Rauch einatmet. Tiere haben andere Stoffwechselfunktionen wie der Mensch!

Varianten

Haschisch, auch als „Hasch" bekannt, ist ein konzentriertes Cannabisprodukt, das aus den Harzdrüsen der Cannabispflanze gewonnen wird. Es gibt verschiedene Varianten und Namen für Haschisch, die oft auf die Art der Herstellung, den Ursprung oder die Konsistenz hinweisen.

Haschisch (Hasch)

Der allgemeine Begriff für das aus Cannabis-Harz hergestellte Produkt.

Charas

Ursprung: Indien und Nepal.

Handgeriebener Haschisch, der durch das Reiben der lebenden Cannabisblüten zwischen den Händen gewonnen wird. Es hat oft eine dunkle Farbe und einen starken, aromatischen Geruch.

Kief

Ein feines Pulver aus getrocknetem Cannabis-Harz, das durch Sieben der Blütenstände oder des Harzes gewonnen wird. Kief kann oft in der Herstellung von Haschisch verwendet werden.

Bubble Hash

Haschisch, das durch ein Wasserkaltverfahren hergestellt wird, bei dem das Harz durch Eiswasser und spezielle Siebe getrennt wird. Das Endprodukt ist oft in Form von trockenen, bröckeligen Stücken und gilt als besonders rein.

Dry Sift Hash

Haschisch, das durch das Sieben von getrocknetem Cannabis-Harz durch feine Siebe hergestellt wird. Dieser Prozess trennt die Trichome (Harzdrüsen) von der Pflanze.

Moroccan Hash

Ursprung: Marokko

Marokkanischer Haschisch ist bekannt für seine feste Konsistenz und wird oft durch die Methode des Siebens von getrocknetem Cannabis-Harz hergestellt. Es hat oft eine rötlich-braune Farbe.

Lebanese Hash

Ursprung: Libanon

Libanesischer Haschisch ist oft bekannt für seine hohe Qualität und wird in verschiedenen Formen verkauft. Er kann eine dunkelbraune bis schwarze Farbe haben und ist oft sehr stark.

Nepalese Hash

Ursprung: Nepal

Nepalesisches Haschisch wird typischerweise durch Handrollen der Harzdrüsen auf den Blüten hergestellt. Es hat oft eine grünliche Farbe und einen intensiven Geschmack.

Hash Oil (Haschisch-Öl)

Ein konzentriertes Cannabis-Extrakt in Ölform, das aus Haschisch oder Kief gewonnen wird. Es hat eine hohe Potenz und wird oft in der Herstellung von Cannabis-Konzentraten verwendet.

Afghan Hash

Ursprung: Afghanistan

Afghanischer Haschisch ist bekannt für seine hohe Potenz und wird traditionell durch das Trocknen und Pressen von Cannabis-Harz hergestellt. Er hat oft eine dunkle, fast schwarze Farbe.

Press-Hasch

Haschisch, das durch das Pressen von Kief oder getrocknetem Cannabis-Harz in Blöcke oder Platten hergestellt wird. Es hat oft eine kompakte Konsistenz und kann variieren, was Farbe und Stärke betrifft.

Hashish Paste

Eine Paste aus Haschisch, die oft durch Erhitzen und Mischen von Haschisch mit anderen Substanzen (wie Wachsen) hergestellt wird. Sie kann eine klebrige Konsistenz haben und wird oft in kleinen Mengen konsumiert.

Rosin Hash

Ein Haschisch-Extrakt, der durch Erhitzen und Pressen von Cannabisblüten oder Kief ohne Lösungsmittel gewonnen wird. Es ist oft in Form von Harz oder "Rosin" erhältlich.

Temple Ball

Ursprung: Indien und Nepal

Ein traditionelles Haschisch-Format, das durch das Rollen und Pressen von Harzdrüsen in Kugeln hergestellt wird. Diese haben oft eine dunkle Farbe und eine sehr starke Wirkung.

Jede dieser Varianten hat ihre eigenen charakteristischen Eigenschaften, die von der Herstellungsmethode bis hin zur regionalen Tradition reichen. Sie bieten verschiedene Geschmäcker, Texturen und Potenzstufen, die den unterschiedlichen Vorlieben und Bedürfnissen von Konsumenten gerecht werden.

Namen und Bezeichnungen

Gras, Cannabis, Marihuana, Dope, Weed, Pot...es gibt unzählige Bezeichnungen. Hier kommt eine allgemeine Übersicht.

Budder

Ein weiches, cremiges Cannabis-Konzentrat, das ähnlich wie Wachs oder Crumble konsumiert wird.

Buds

Bezieht sich auf die Blütenstände der Cannabis-Pflanze, die beim Konsumieren verwendet werden.

Cannabis Crystals

Ein weiterer Name für extrem reine THC-Kristalle, die in verschiedenen Konsumformen verwendet werden.

Caviar

Cannabis-Buds, die mit einer Mischung aus Haschischöl und Kief veredelt wurden, um eine besonders potente Form des Konsums zu schaffen.

Crumble

Ein brüchiger Cannabis-Extrakt, der einen hohen THC-Gehalt aufweist und in der Regel verdampft oder geraucht wird.

Chronic

Ein Begriff für besonders qualitativ hochwertiges Marihuana, oft mit einem hohen THC-Gehalt.

Concentrates

Eine allgemeine Bezeichnung für THC-haltige Extrakte wie Haschischöl, Shatter, und Wax.

Dabs

Bezieht sich auf kleine Mengen von Cannabis-Extrakt (z.B. Wachs oder Shatter), die bei sehr hohen Temperaturen verdampft und dann inhaliert werden.

Delta-8-THC

Ein weniger bekanntes Cannabinoid, das chemisch dem Delta-9-THC ähnlich ist, aber in unterschiedlichen Konzentrationen und Wirkungen auftreten kann.

Dope

Ein weit verbreiteter Begriff für Cannabis, besonders in der Straße und Jugendsprache.

Edibles

Lebensmittel oder Getränke, die mit Cannabis-Extrakt oder -Öl zubereitet sind, wie Kekse, Brownies oder Gummibärchen.

Ganja

Ein Begriff für Marihuana, der besonders in der Rastafari-Kultur und im karibischen Raum verwendet wird.

Gras

In diesem Zusammenhang bezeichnet der Begriff "Gras" oder „Marihuana" einfach die getrockneten Blüten und Blätter der Cannabis-Pflanze. Es ist der allgemeine Begriff für das Material, das zum Rauchen oder zur Verarbeitung in verschiedenen Cannabis-Produkten verwendet wird.

Gras besteht hauptsächlich aus den getrockneten und zerkleinerten Blütenständen der Cannabis-Pflanze. Diese Blüten sind die Teile der Pflanze, die den höchsten Gehalt an psychoaktiven Substanzen wie THC und CBD aufweisen.

Gras kann roh geraucht, vaporisiert oder zu verschiedenen Cannabis-Produkten wie Ölen, Esswaren und Konzentraten verarbeitet werden.

Im Vergleich zu Haschisch, das aus dem Harz der Pflanze gewonnen wird, enthält Gras auch andere Pflanzenteile wie Blätter und Stängel. Haschisch ist eine konzentrierte Form von Cannabis, die einen höheren Gehalt an THC hat, da es hauptsächlich aus den Harzdrüsen der Pflanze besteht.

Gras wird häufig geraucht, meist in Joints (Zigaretten), Pipes oder Bongs. Es kann auch in essbaren Produkten wie Brownies, Keksen oder in Getränken verarbeitet werden.

Gras ist also die unverarbeitete Pflanze, während Haschisch ein Extrakt ist, das durch Pressen und/oder Sieben von Cannabis-Harz gewonnen wird. Haschisch hat oft einen höheren THC-Gehalt als Gras und wird als potenter angesehen.

Hash

Kurz für Haschisch, ein konzentriertes Cannabisprodukt, das aus dem Harz der Pflanze gewonnen wird.

Hashish

Der vollständige Begriff für Haschisch, der für eine konzentrierte Form von Cannabis verwendet wird.

Hash Oil

Ein starkes Cannabis-Extrakt, das durch Lösungs-mittel-Extraktion aus dem Harz der Pflanze gewonnen wird.

Herb

Ein weiterer Slangbegriff für Cannabis, der oft in ähnlichen Kontexten wie „weed" verwendet wird.

Kief

Das feine Harzpulver, das aus den Trichomen der Cannabis-Pflanze gesiebt wird und hohe Konzentrationen an THC enthält.

Kush

Ein Begriff, der sich auf eine spezifische Sorte von Cannabis bezieht, bekannt für ihre starke Wirkung und ihren charakteristischen Geschmack.

Live Rosin

Ähnlich wie Rosin, aber aus frischen, nicht getrock-neten Pflanzenmaterialien hergestellt, um einen be-

sonders hohen Gehalt an Terpenen und Cannabinoiden zu bewahren.

Marihuana

Ein allgemeiner Begriff für die getrockneten Teile
der Cannabis-Pflanze, die für den Konsum oder medizinische Anwendungen bestimmt sind.

Mary Jane

Ein umgangssprachlicher Name für Marihuana, der
oft in der Popkultur verwendet wird.

Moon Rocks

Cannabis-Buds, die mit Haschischöl überzogen und
dann in Kief gerollt werden, um eine besonders starke Wirkung zu erzielen.

Oils

THC-haltige Extrakte in Form von Ölen, die oft für
medizinische Anwendungen verwendet werden.

Pot

Ein anderer umgangssprachlicher Begriff für Marihuana, der besonders häufig in den USA Verwendung findet.

Rosin

Ein Cannabis-Extrakt, der durch Anwendung von Hitze und Druck auf das Pflanzenmaterial gewonnen wird, ohne Lösungsmittel zu verwenden.

RSO (Rick Simpson Oil)

Ein starkes Cannabis-Öl, das nach einer Methode benannt ist, die von Rick Simpson entwickelt wurde, um eine hohe Konzentration an THC zu bieten.

Shatter

Ein transparenter, glasartiger Cannabis-Extrakt, der beim Erwärmen zerbricht, daher der Name "Shatter."

Shatter Wax

Ein Begriff, der manchmal verwendet wird, um ein bestimmtes Konsistenz- oder Qualitätsspektrum innerhalb der Cannabis-Extrakte zu beschreiben, das zwischen Shatter und Wax liegt.

Skunk

Ein Slangbegriff für besonders starkes oder stark riechendes Marihuana.

Terps

Kurz für Terpene, die aromatischen Verbindungen in Cannabis, die oft zusammen mit THC in Extrakten vorkommen.

THC-A Crystalline

Ein extrem reines THC-Extrakt, das in kristalliner Form vorliegt und einen hohen THC-Gehalt aufweist.

THC Infused Products

- Produkte wie Getränke, Esswaren oder Kosmetika, die mit THC angereichert sind.

Tinctures

Alkoholbasierte Extrakte von Cannabis, die oral eingenommen werden.

Tree

Ein Slangbegriff für Marihuana, der den Eindruck vermittelt, dass es in "Bäumen" von Buds kommt.

Vape

THC-haltige E-Liquids oder Öle, die in einer Vaporizer-Gerät verdampft und inhaliert werden.

Weed

Ein informeller und umgangssprachlicher Begriff für Marihuana oder Cannabis.

Wax

Ein dicker, wachsähnlicher Cannabis-Extrakt, der in der Regel durch die Methode der Butan-Extraktion hergestellt wird.

Wax Dabs

Eine Art von Cannabis-Extrakt, der in wachsähnlicher Form vorliegt und typischerweise durch das Dabben konsumiert wird.

Medizinischer Bereich

Schmerzlinderung

THC und CBD in Haschisch können schmerzlindernde Eigenschaften haben, was es zu einer Option für Menschen macht, die unter chronischen Schmerzen, Migräne oder Arthritis leiden.

Wirkungsweise von THC gegen Schmerzen

Bindung an Cannabinoid-Rezeptoren (CB1 und CB2): THC bindet hauptsächlich an CB1-Rezeptoren, die im zentralen Nervensystem und im Gehirn weit verbreitet sind. Durch diese Bindung kann THC die Schmerzsignale modulieren, die vom Gehirn wahrgenommen werden. Das bedeutet, dass THC Schmerzen dämpfen kann, indem es die Schmerzverarbeitung im Gehirn beeinflusst.

Aktivierung des Endocannabinoid-Systems

THC aktiviert das Endocannabinoid-System (ECS), das eine wichtige Rolle bei der Regulierung von Schmerz, Entzündungen und anderen physiologischen Prozessen spielt. Durch die Aktivierung des ECS kann THC entzündungsbedingte Schmerzen lindern und das allgemeine Schmerzempfinden reduzieren.

Euphorisierende Wirkung

THC hat auch eine psychoaktive Wirkung, die zu einem Gefühl der Euphorie oder Entspannung führen kann. Diese Wirkung kann dazu beitragen, dass Schmerzen als weniger intensiv empfunden werden, was besonders bei chronischen Schmerzen hilfreich sein kann. Bevor man die Schmerzen nicht mehr wahr nimmt, tritt meist eine Gleichgültigkeit über die Schmerzen ein. Man spürt den Schmerz, aber er ist einem egal.

Wirkungsweise von CBD gegen Schmerzen

Im Gegensatz zu THC bindet CBD nicht direkt an CB1- oder CB2-Rezeptoren. Stattdessen wirkt es indirekt, indem es die Aktivität dieser Rezeptoren moduliert und die Wirkung von Endocannabinoiden (natürliche Cannabinoide im Körper) verstärkt. Dies kann helfen, Schmerzen und Entzündungen zu reduzieren.

Entzündungshemmende Eigenschaften

CBD ist bekannt für seine starken entzündungshemmenden Eigenschaften. Es hemmt die Produktion von entzündungsfördernden Zytokinen und fördert die Produktion von entzündungshemmenden Substanzen. Dadurch kann CBD Schmerzen, die durch Entzündungen verursacht werden, effektiv lindern.

Interaktion mit Serotonin-Rezeptoren

CBD interagiert auch mit Serotoninrezeptoren (insbesondere 5-HT1A), die eine Rolle bei der Schmerzwahrnehmung, Angst und Stimmung spielen. Diese Interaktion kann dazu beitragen, Schmerzen zu lindern und gleichzeitig Angst und Stress zu reduzieren, die oft mit chronischen Schmerzen einhergehen.

Modulation von TRPV1-Rezeptoren

CBD wirkt auf TRPV1-Rezeptoren, die an der Regulierung von Schmerz, Temperatur und Entzündungen beteiligt sind. Durch die Aktivierung dieser Rezeptoren kann CBD Schmerzen lindern, die durch Hitze, Kälte oder mechanischen Druck verursacht werden.

Synergie von THC und CBD (Entourage-Effekt)

THC und CBD können synergistisch wirken, was bedeutet, dass ihre kombinierte Wirkung stärker sein kann als die Wirkung jedes einzelnen Cannabinoids. CBD kann die psychoaktiven Nebenwirkungen von THC abschwächen, während es gleichzeitig die schmerzlindernde Wirkung verstärkt. Diese Kombination kann besonders nützlich sein, um eine wirksame Schmerzlinderung zu erreichen, ohne dass die psychoaktiven Effekte von THC überwältigend werden.

In Kombination kann CBD auch einige der negativen Nebenwirkungen von THC (wie Angst oder Paranoia) mildern, was es für Patienten einfacher macht, THC zur Schmerzlinderung zu nutzen, ohne unangenehme psychische Effekte zu erleben.

Anwendungsgebiete

THC und CBD werden häufig zur Behandlung von chronischen Schmerzen, einschließlich neuropathischer Schmerzen, eingesetzt. Diese Schmerzen können schwer zu behandeln sein und sprechen oft gut auf Cannabinoide an.

Bei Krebspatienten können THC und CBD Schmerzen lindern, die durch Tumore, Chemotherapie oder Strahlentherapie verursacht werden.

Durch ihre entzündungshemmenden Eigenschaften sind THC und CBD auch bei Schmerzen, die durch

Arthritis und andere entzündliche Erkrankungen ver-ursacht werden, wirksam.

Insgesamt bieten THC und CBD unterschiedliche, aber komplementäre Mechanismen zur Schmerzlinderung.

Entspannung/Stressabbau

Viele Konsumenten berichten, dass Haschisch ihnen hilft, sich zu entspannen und Stress abzubauen. Es kann beruhigend wirken und bei der Bewältigung von Angstzuständen helfen.

THC und CBD haben unterschiedliche Wirkungsweisen und Effekte, insbesondere in Bezug auf Entspannung und Stressabbau.

THC und seine Wirkung auf Entspannung und Stressabbau

THC ist das psychoaktive Cannabinoid in Cannabis, das das "High" erzeugt. Es wirkt auf das Endocannabinoid-System (ECS) im Gehirn, insbesondere auf die CB1-Rezeptoren, was zu einer Veränderung der Wahrnehmung, Stimmung und kognitiven Funktionen führen kann. Diese Veränderung kann in vielen Fällen zu einer tiefen Entspannung und einem Gefühl der Ruhe führen.

THC kann kurzfristig helfen, Stress abzubauen, indem es euphorische Gefühle hervorruft, die den Benutzer von Stressoren ablenken. Dies geschieht durch die Freisetzung von Dopamin, einem Neurotransmitter, der als Belohnungsmechanismus im Gehirn fungiert.

Allerdings kann THC in höheren Dosen oder bei empfindlichen Personen auch das Gegenteil bewirken und Angst oder Paranoia auslösen. Dies liegt daran, dass THC die Aktivität in bestimmten Bereichen des Gehirns, die für die Angstverarbeitung zuständig sind, verstärken kann.

THC kann auch dazu beitragen, den Schlaf zu fördern, insbesondere durch die Verkürzung der Einschlafzeit. Da Schlaf ein wichtiger Faktor für Stressabbau und Entspannung ist, kann dies indirekt zu einer Verbesserung des allgemeinen Wohlbefindens beitragen.

CBD und seine Wirkung auf Entspannung und Stressabbau

Im Gegensatz zu THC ist CBD nicht psychoaktiv, was bedeutet, dass es keine berauschenden Effekte hervorruft. CBD interagiert mit dem Endocannabinoid-System, insbesondere mit den CB2-Rezeptoren, sowie mit anderen Rezeptoren wie dem Serotonin-1A-Rezeptor, was zu einer beruhigenden Wirkung führt.

CBD ist bekannt für seine anxiolytischen (angstlösenden) Eigenschaften. Studien haben gezeigt, dass CBD dazu beitragen kann, Symptome von Angststörungen zu lindern, indem es die Serotonin-Signalisierung im Gehirn beeinflusst, ähnlich wie einige Antidepressiva.

CBD kann auch das Stressniveau senken, indem es die Reaktivität des Körpers auf Stressoren verringert. Es wird angenommen, dass CBD den Cortisolspiegel, das Hauptstresshormon, senken kann, was zu einer tieferen Entspannung führt.

CBD kann auch Muskelverspannungen lösen und Schmerzen lindern, was zu einer allgemeinen körperlichen Entspannung führt. Diese Effekte sind besonders nützlich bei chronischen Schmerzen oder stressbedingten Muskelverspannungen.

Ähnlich wie THC kann auch CBD den Schlaf fördern, allerdings ohne die psychoaktiven Effekte. Es kann helfen, den Schlafzyklus zu regulieren und die Schlafqualität zu verbessern, was ebenfalls zu einem besseren Stressabbau und einer tieferen Entspannung führt.

Die Wahl zwischen THC und CBD für Entspannung und Stressabbau hängt stark von individuellen Bedürfnissen, Toleranz und den gewünschten Effekten ab. Viele Menschen kombinieren die beiden Cannabinoide, um von den positiven Effekten beider Substanzen zu profitieren.

Verbesserung des Schlafs

Einige Menschen nutzen Haschisch als Schlafmittel, da es helfen kann, Schlaflosigkeit zu bekämpfen und die Schlafqualität zu verbessern.

THC und CBD sind die beiden bekanntesten Cannabinoide in Cannabis und haben unterschiedliche Wirkungen auf den Schlaf.

THC

THC ist psychoaktiv und kann eine sedierende Wirkung haben, die hilft, schneller einzuschlafen. Besonders in höheren Dosen wirkt THC oft beruhigend und schlaffördernd.

Ebenso kann THC die Zeit verkürzen, die benötigt wird, um einzuschlafen, insbesondere bei Menschen, die unter Schlaflosigkeit oder anderen Schlafstörungen leiden.

THC neigt allerdings dazu, die REM-Phase (Rapid Eye Movement), das ist die Traumphase des Schlafs, zu verkürzen. Dies kann zu weniger intensiven Träumen führen, was für Menschen mit Albträumen oder PTBS vorteilhaft sein kann. Allerdings ist die REM-Phase wichtig für einen erholsamen Schlaf.

Bei regelmäßigem Konsum kann der Körper eine Toleranz gegenüber THC entwickeln, was bedeutet, dass größere Mengen erforderlich sind, um die gleiche Wirkung zu erzielen. Dies kann langfristig den Schlaf negativ beeinflussen.

Am nächsten Tag kann ein „Cannabis-Hangover" auftreten, der Müdigkeit und Benommenheit verursacht. Dies kann den Schlaf-Wach-Rhythmus stören. Das passiert dann, wenn die REM-Phase zu stark verkürzt wurde. In dem Fall sollte man einige Tage auf den Konsum verzichten.

CBD

CBD ist nicht psychoaktiv und hat eine beruhigende Wirkung auf das Nervensystem. Es kann helfen, Angstzustände und Stress zu reduzieren, die häufige Ursachen für Schlafstörungen sind.

CBD kann helfen, den natürlichen Schlaf-Wach-Rhythmus zu regulieren, indem es den Körper auf die Schlafenszeit vorbereitet. Es fördert eine tiefere Entspannung und kann so die Qualität des Schlafs verbessern.

Im Gegensatz zu THC verursacht CBD keine Benommenheit oder psychoaktive Effekte. Es fördert den Schlaf, ohne den Benutzer am nächsten Tag schläfrig zu machen.

CBD hat entzündungshemmende und schmerzlindernde Eigenschaften, die bei chronischen Schmerzen helfen können, die den Schlaf stören. Durch die Verringerung von Schmerzen kann CBD indirekt den Schlaf verbessern.

Da CBD keine psychoaktiven Effekte hat, ist es bei langfristiger Nutzung weniger wahrscheinlich, dass es zu einer Toleranzentwicklung kommt. Es kann daher langfristig zur Schlafverbesserung beitragen.

Kombination von THC und CBD

In einigen Fällen kann die Kombination von THC und CBD synergistische Effekte haben. CBD kann einige der psychoaktiven Nebenwirkungen von THC abmildern, wodurch eine ausgewogene, schlaffördernde Wirkung erzielt wird.

Die richtige Mischung aus THC und CBD hängt vom individuellen Bedarf ab. Manche Menschen bevorzugen ein höheres Verhältnis von CBD zu THC, um den psychoaktiven Effekt zu minimieren, während andere von einem ausgeglichenen Verhältnis profitieren.

THC kann beim Einschlafen helfen und wirkt sedierend, während CBD eher beruhigend und entspannend wirkt, ohne psychoaktive Effekte. Beide Cannabinoide können bei Schlafproblemen helfen, doch die Wirkung variiert je nach Person, Dosierung und

Kombination. Es ist wichtig, die richtige Balance zu finden, um den Schlaf optimal zu unterstützen.

Appetitanregung

Haschisch kann den Appetit steigern, was insbesondere für Menschen nützlich sein kann, die aufgrund von Krankheiten wie Krebs oder HIV/AIDS an Appetitlosigkeit leiden. Ebenfalls interessant ist dieser Effekt für Diabetiker, deren Bauchspeicheldrüse nicht mehr richtig funktioniert. Die Bauchspeicheldrüse wird nämlich zu einer erhöhten Aktivität stimuliert. Der bekannte Fressflash tritt bei mir zum Beispiel gar nicht mehr auf, da meine Bauchspeicheldrüse überhaupt kein Insulin mehr produziert.

THC ist das psychoaktive Cannabinoid in Cannabis, das für das „High" verantwortlich ist. Es wirkt auf das Endocannabinoid-System (ECS) des Körpers, insbesondere auf den CB1-Rezeptor, der vor allem im Gehirn und zentralen Nervensystem vorkommt.

THC bindet an den CB1-Rezeptor und aktiviert ihn, was eine Reihe von Effekten im Gehirn auslöst. Einer dieser Effekte ist die Freisetzung von Hormonen wie Ghrelin, einem Hormon, das das Hungergefühl steigert. Über die Funktionsweise von Ghrelin schreibe ich noch im Anhang A.

Der Hypothalamus ist ein Bereich im Gehirn, der eine Schlüsselrolle bei der Regulierung von Hunger und Sättigung spielt. THC kann den Hypothalamus beeinflussen und dadurch das Verlangen nach Nahrung erhöhen.

THC verstärkt die sensorische Wahrnehmung von Geschmack und Geruch, wodurch Essen angenehmer wird und der Appetit gesteigert werden kann.

CBD ist ein nicht-psychoaktives Cannabinoid, das nicht direkt an den CB1-Rezeptor bindet. Es wirkt eher indirekt auf das Endocannabinoid-System und hat eine modulierende Wirkung auf andere Rezeptoren und Neurotransmitter.

Im Gegensatz zu THC wirkt CBD nicht direkt appetitanregend. Es kann jedoch bei bestimmten Menschen den Appetit steigern, indem es Stress und Angst reduziert, die bei manchen Menschen den Appetit dämpfen können. Durch die Förderung eines allgemeinen Wohlbefindens kann CBD indirekt dazu beitragen, dass Menschen mehr essen.

CBD kann das Endocannabinoid-System ausbalancieren und die körpereigene Produktion von Endocannabinoiden unterstützen, die wiederum eine Rolle bei der Regulation des Appetits spielen.

THC wird in der Medizin oft zur Appetitanregung bei Patienten eingesetzt, die an Krankheiten wie Krebs, HIV/AIDS oder Essstörungen leiden, die mit starkem Gewichtsverlust einhergehen.

CBD wird seltener zur direkten Appetitanregung verwendet, kann aber in Kombination mit THC oder als eigenständiges Mittel zur Förderung des allgemeinen Wohlbefindens und zur Linderung von Symptomen wie Übelkeit oder Angst eingesetzt werden, was indirekt den Appetit verbessern kann.

THC ist direkt appetitanregend und wirkt über die Aktivierung des CB1-Rezeptors im Gehirn. Es verstärkt das Hungergefühl und die sensorische Wahrnehmung von Nahrung.

CBD wirkt nicht direkt auf den Appetit, kann aber durch die Reduzierung von Stress und Angst das Essverhalten positiv beeinflussen.

Beide Cannabinoide können je nach individueller Reaktion und therapeutischem Bedarf eingesetzt werden, um den Appetit zu regulieren.

Die Wirkung von THC und CBD auf die Bauchspeicheldrüse ist ein komplexes und noch nicht vollständig erforschtes Thema. Es gibt einige Hinweise darauf, dass diese Cannabinoide potenziell positive und negative Effekte auf die Bauchspeicheldrüse haben können.

Es gibt einige Fallberichte und kleinere Studien, die darauf hinweisen, dass der Konsum von THC das Risiko einer akuten Pankreatitis erhöhen könnte.

THC kann Entzündungsprozesse in der Bauchspeicheldrüse fördern, was zu einer akuten Entzündung führen könnte.

THC ist bekannt dafür, den Appetit zu steigern, was für Menschen mit Bauchspeicheldrüsenerkrankungen (wie z. B. Krebs der Bauchspeicheldrüse) von Vorteil sein könnte, da diese oft unter Appetitlosigkeit leiden.

Es gibt Hinweise darauf, dass THC die Insulinproduktion und -empfindlichkeit beeinflusst. Dies ist besonders wichtig, da die Bauchspeicheldrüse eine zentrale Rolle bei der Insulinproduktion spielt. Allerdings sind die genauen Mechanismen und Auswirkungen auf Menschen mit Diabetes oder einer Prädisposition für Diabetes noch unklar.

CBD ist bekannt für seine entzündungshemmenden Eigenschaften. Es gibt Forschungen, die darauf hindeuten, dass CBD bei der Behandlung von Entzündungen der Bauchspeicheldrüse, wie sie bei einer Pankreatitis auftreten, hilfreich sein könnte. CBD könnte die Schwere der Entzündung reduzieren und dadurch möglicherweise Symptome lindern.

In einigen Tierstudien wurde gezeigt, dass CBD schützende Effekte auf die Bauchspeicheldrüse haben könnte, indem es oxidativen Stress reduziert und Zellschäden verringert. Dies könnte besonders bei chronischen Erkrankungen wie Diabetes von Bedeutung sein.

Wie bei THC gibt es auch bei CBD Hinweise darauf, dass es die Insulinproduktion und -empfindlichkeit beeinflussen könnte. CBD könnte eine positive Rolle bei der Regulierung des Blutzuckerspiegels spielen, was für Menschen mit Typ-2-Diabetes von Interesse ist. Ich kann dies selbst nur bestätigen, allerdings, wie ich schon schrieb, ist meine Bauchspeicheldrüse nicht mehr existent. Trotzdem kann ich mit einer einigermaßen passenden Ernährung und ein wenig körperlicher Aktivität nach einem halben Jahr fast täglichen Konsums (eine Pur-Pfeiffe vor dem zu Bett gehen) fast komplett auf die Insulinspritze verzichten.

Zusammenfassend kann man also festhalten:

THC kann möglicherweise Entzündungsprozesse in der Bauchspeicheldrüse fördern und das Risiko einer akuten Pankreatitis erhöhen. Gleichzeitig könnte es durch die Appetitanregung bei Menschen mit Erkrankungen der Bauchspeicheldrüse von Vorteil sein, hat aber auch potenzielle Auswirkungen auf die Insulinproduktion.

CBD hat entzündungshemmende und möglicherweise schützende Eigenschaften, die für die Bauchspeicheldrüse vorteilhaft sein könnten, insbesondere bei entzündlichen Erkrankungen. Es könnte auch positive Effekte auf die Insulinregulation haben.

Trotz dieser potenziellen Effekte sind die genauen Wirkungen von THC und CBD auf die Bauchspeicheldrüse noch nicht vollständig geklärt, und weitere Forschung ist erforderlich.

Linderung von Übelkeit

Haschisch kann dazu beitragen, Übelkeit zu reduzieren, was besonders bei Patienten hilfreich ist, die eine Chemotherapie oder andere Behandlungen erhalten, die starke Übelkeit verursachen.

THC und CBD können beide gegen Übelkeit wirken, aber sie tun dies auf unterschiedliche Weise.

THC bindet an die CB1-Rezeptoren im Gehirn, die Teil des Endocannabinoid-Systems sind. Diese Rezeptoren spielen eine Rolle bei der Regulation von Übelkeit und Erbrechen. Durch die Aktivierung dieser Rezeptoren kann THC die Signale, die Übelkeit und Erbrechen auslösen, unterdrücken.

THC-haltige Medikamente wie Dronabinol werden häufig bei Patienten eingesetzt, die unter Chemotherapie-induzierter Übelkeit und Erbrechen leiden. Auch bei Übelkeit und Appetitlosigkeit in Zusammenhang mit AIDS wird THC genutzt.

54

Da THC psychoaktiv ist, kann es auch zu einer veränderten Wahrnehmung und Stimmung führen, was manche Menschen als angenehm empfinden und was indirekt auch zur Linderung von Übelkeit beitragen kann.

CBD interagiert nicht direkt mit den CB1-Rezeptoren, sondern beeinflusst sie indirekt. Es moduliert das Endocannabinoid-System und kann den Serotoninrezeptor 5-HT1A aktivieren, was zur Reduzierung von Übelkeit beitragen kann.

CBD wird oft bei leichten Formen von Übelkeit eingesetzt, z. B. bei Reisekrankheit oder morgendlicher Übelkeit. Es wird auch von einigen Patienten mit chronischen Erkrankungen genutzt, die unter Übelkeit leiden, wie z.B. bei Reizdarmsyndrom (IBS).

In vielen Fällen wird eine Kombination von THC und CBD verwendet, um Übelkeit zu behandeln. Diese Kombination kann synergistisch wirken, wobei CBD einige der negativen Nebenwirkungen von THC (wie Angst oder Paranoia) mildern kann, während beide zusammen effektiver bei der Bekämpfung von Übelkeit sind.

Antikonvulsiva Wirkung

Haschisch, insbesondere der Inhaltsstoff CBD, hat gezeigt, dass es antikonvulsive Eigenschaften besitzt, was bei der Behandlung von Epilepsie und anderen krampfartigen Zuständen nützlich sein kann. Es gibt Berichte über Menschen mit Epilepsie, die durch den Gebrauch von CBD-haltigem Haschisch eine Reduzierung der Anfallshäufigkeit erfahren haben.

Die Wirkung von THC und CBD als Antikonvulsiva, also als Mittel zur Kontrolle oder Reduktion von Krampfanfällen, hat in den letzten Jahren viel Aufmerksamkeit in der Forschung erhalten, insbesondere im Zusammenhang mit Epilepsie.

THC wirkt primär durch die Aktivierung von CB1-Rezeptoren im Gehirn, die Teil des Endocannabinoid-Systems sind. Diese Rezeptoren beeinflussen eine Vielzahl von neurologischen Prozessen, einschließlich der Regulation der neuronalen Erregbarkeit, die für Krampfanfälle verantwortlich sein kann.

Die antikonvulsive Wirkung von THC ist komplex und kann variieren. In einigen Tiermodellen und klinischen Studien wurde gezeigt, dass THC Krampfanfälle reduzieren kann. Allerdings gibt es auch Hinweise darauf, dass THC in höheren Dosen prokonvulsiv (krampffördernd) wirken könnte, was bedeutet, dass es unter bestimmten Umständen Krampfanfälle auslösen oder verstärken kann.

THC hat psychoaktive Effekte, die in höheren Dosen oder bei chronischem Gebrauch zu unerwünschten Nebenwirkungen führen können, wie z.B. Angst, Paranoia oder kognitive Beeinträchtigungen. Dies macht THC weniger attraktiv als primäres Antikonvulsivum im Vergleich zu CBD.

Im Gegensatz zu THC hat CBD eine geringe Affinität zu CB1- und CB2-Rezeptoren und wirkt eher durch die Modulation anderer Rezeptorsysteme und Ionkanäle, wie dem Serotoninrezeptor 5-HT1A oder TRPV1-Rezeptoren. CBD hat auch entzündungshemmende und neuroprotektive Eigenschaften, die zur Kontrolle von Krampfanfällen beitragen könnten.

CBD hat sich als vielversprechendes Antikonvulsivum erwiesen, insbesondere bei schwer behandelbaren Formen der Epilepsie, wie dem Dravet-Syndrom und dem Lennox-Gastaut-Syndrom. In klinischen Studien hat CBD signifikant die Häufigkeit und Schwere von Krampfanfällen bei Epilepsiepatienten reduziert.

Im Vergleich zu THC ist CBD gut verträglich und hat keine psychoaktiven Effekte. Nebenwirkungen sind in der Regel mild und umfassen Müdigkeit, Durchfall und Veränderungen des Appetits. Dies macht CBD zu einer bevorzugten Option in der Behandlung von Epilepsie, insbesondere bei Kindern.

Zusammenfassend kann man sagen:

THC hat potenzielle antikonvulsive Eigenschaften, aber seine Wirkung kann inkonsistent sein und in manchen Fällen Krampfanfälle verschlimmern. Aufgrund seiner psychoaktiven Nebenwirkungen wird THC selten als primäres Antikonvulsivum eingesetzt.

CBD zeigt eine stärkere und konsistentere antikonvulsive Wirkung und hat sich in der Behandlung bestimmter Formen von Epilepsie als wirksam erwiesen. Es ist besser verträglich und hat weniger schwerwiegende Nebenwirkungen, was es zu einer vielversprechenden Therapieoption macht.

Diese Unterscheidung ist wichtig, da CBD als therapeutischer Wirkstoff in der Epilepsiebehandlung immer häufiger zum Einsatz kommt, während THC aufgrund seiner komplexen Wirkungen und Nebenwirkungen vorsichtiger eingesetzt wird.

Stimmungsaufhellung

Für manche Menschen kann Haschisch eine stimmungsaufhellende Wirkung haben, indem es Gefühle von Euphorie und Wohlbefinden fördert. Dies kann bei der Bewältigung von Depressionen oder anderen Stimmungsschwankungen hilfreich sein.

THC und CBD haben unterschiedliche Wirkungen auf die Stimmung, und ihre Effekte können variieren, je nach Dosierung und individueller Reaktion.

THC, der psychoaktive Hauptbestandteil von Cannabis, kann euphorische Gefühle und eine gesteigerte Stimmung hervorrufen. Viele Menschen berichten von einer entspannenden und glücklichen Wirkung, die das allgemeine Wohlbefinden verbessert.

THC bindet an die CB1-Rezeptoren im Endocannabinoid-System, die in verschiedenen Teilen des Gehirns vorkommen. Dies kann zu Veränderungen in der Wahrnehmung und Stimmung führen.

Zu hohe Dosen können jedoch auch Angst, Paranoia oder Verwirrung hervorrufen. Diese Nebenwirkungen können die Stimmung negativ beeinflussen und das allgemeine Wohlbefinden beeinträchtigen.

CBD, ein nicht-psychoaktiver Bestandteil von Cannabis, wird oft mit beruhigenden und angstlösenden Effekten in Verbindung gebracht. Es kann dazu beitragen, Stress und Angst zu reduzieren, was indirekt die Stimmung verbessern kann.

CBD wirkt auf das Endocannabinoid-System, indem es die Aktivität der CB1- und CB2-Rezeptoren moduliert, aber ohne den psychoaktiven "High"-Effekt, der mit THC verbunden ist.

CBD wird allgemein als gut verträglich angesehen und hat in der Regel weniger Nebenwirkungen als THC. Es kann jedoch bei einigen Menschen Müdigkeit oder leichte Veränderungen im Appetit verursachen.

In Kombination könnten THC und CBD synergistische Effekte haben, bei denen CBD die psychoaktiven Effekte von THC mildern kann, was zu einer ausgewogeneren Erfahrung führt. Die genaue Wirkung hängt jedoch von der individuellen Biochemie und den spezifischen Dosierungen ab.

Förderung der Achtsamkeit

Einige Nutzer berichten, dass Haschisch ihnen hilft, achtsamer zu sein und ihre Wahrnehmung zu schärfen. Dies kann in meditativen oder spirituellen Praktiken genutzt werden, um ein tieferes Verständnis und Bewusstsein zu fördern.

Haschisch, das aus dem Harz der Cannabispflanze gewonnen wird, enthält Cannabinoide wie THC und CBD, die auf das Endocannabinoid-System des Körpers wirken. In Bezug auf die Förderung von Achtsamkeit könnte Haschisch auf mehrere Arten eine Rolle spielen:

THC kann die Wahrnehmung von Sinneseindrücken wie Klang, Geschmack und Berührung intensivieren. Diese verstärkte Sinneswahrnehmung kann Menschen dazu anregen, bewusster im Moment zu leben und ihre Aufmerksamkeit auf gegenwärtige Erfahrungen zu lenken.

Haschisch kann bei manchen Menschen beruhigend wirken, was die Fähigkeit zur Achtsamkeit fördern kann, indem es hilft, stressige Gedanken und Sorgen loszulassen und sich auf den gegenwärtigen Moment zu konzentrieren.

THC kann das Gefühl vermitteln, dass die Zeit langsamer vergeht, was es einfacher machen kann, die eigene Gedankenwelt zu beobachten und sich auf den gegenwärtigen Moment zu konzentrieren, ohne von schnellen, unkontrollierten Gedankengängen abgelenkt zu werden.

CBD kann möglicherweise zu einer vertieften Selbstreflexion und einem größeren Bewusstsein für körperliche und geistige Zustände beitragen. Dies könnte die Praxis der Achtsamkeit unterstützen, indem es Menschen hilft, ihre eigenen Emotionen und Gedanken klarer wahrzunehmen und zu akzeptieren.

Es ist wichtig zu beachten, dass die Wirkung von Haschisch stark individuell variieren kann. Während einige Menschen eine verbesserte Achtsamkeit erleben, könnten andere negative Auswirkungen wie Angst, Paranoia oder ein vermindertes Konzentrationsvermögen verspüren. Langfristig oder in hohen Dosen kann der Konsum von THC auch die kognitive Funktion beeinträchtigen. Daher sollte Haschisch nicht als primäre Methode zur Förderung von Achtsamkeit betrachtet werden und der Konsum sollte, wenn überhaupt, bewusst und verantwortungsvoll erfolgen.

Posttraumatische Belastungsstörungen

Es gibt Hinweise darauf, dass Haschisch, insbesondere CBD, helfen kann, die Symptome von PTBS wie Angst, Albträume und Flashbacks zu lindern.

Haschisch, das Cannabinoide wie THC und CBD enthält, könnte bei der Behandlung von Posttraumatischen Belastungsstörungen (PTBS) auf verschiedene Arten helfen.

THC und CBD können anxiolytische (angstlösende) Wirkungen haben, die helfen können, die mit PTBS häufig verbundene übermäßige Angst zu reduzieren. Diese beruhigenden Effekte können helfen, das übererregte Nervensystem zu beruhigen und die Symptome von Angst und Panik zu lindern.

PTBS-Patienten leiden oft unter Schlafstörungen, Albträumen und nächtlichen Flashbacks. THC kann dazu beitragen, den Schlaf zu fördern und Albträume zu reduzieren, indem es die REM-Phase des Schlafs unterdrückt, in der Albträume typischerweise auftreten.

Cannabinoide könnten helfen, die Intensität und Häufigkeit von Flashbacks und aufdringlichen Erinnerungen zu reduzieren, indem sie die Reaktion des Gehirns auf Stressoren modulieren und die Verarbeitung traumatischer Erinnerungen verändern.

CBD hat potenzielle antidepressive und stimmungsstabilisierende Eigenschaften. Es könnte helfen, depressive Symptome, die oft mit PTBS einhergehen, zu mildern, indem es das Endocannabinoid-System beeinflusst, das eine Rolle bei der Regulierung von Stimmung und Emotionen spielt.

Viele PTBS-Betroffene erleben körperliche Symptome wie chronische Schmerzen und Muskelverspannungen. CBD kann entzündungshemmend wirken und Schmerzen lindern, was insgesamt zu einer besseren Lebensqualität beitragen kann.

Der Konsum von Haschisch kann in einigen Fällen dazu beitragen, den Geist zu beruhigen und die Fähigkeit zur Achtsamkeit zu fördern. Dies kann hilfreich sein, um sich von belastenden Gedanken und Gefühlen zu distanzieren und einen Zustand der Entspannung zu erreichen.

Doch Vorsicht! Nicht jeder reagiert gleich auf THC und CBD. Während manche Menschen eine Linderung erfahren, können andere Nebenwirkungen wie verstärkte Angst oder Paranoia erleben.

Die Wirkung von THC ist dosisabhängig. Niedrige Dosen können beruhigend wirken, während höhere Dosen bei manchen Menschen zu verstärkter Angst oder Dissoziation führen können.

Der langfristige Konsum von THC könnte negative kognitive Auswirkungen haben und die emotionale Regulation beeinträchtigen. Daher ist es wichtig, den Konsum sorgfältig abzuwägen und gegebenenfalls in Absprache mit einem Arzt zu verwenden.

Zusammenfassung

Während Haschisch bei einigen PTBS-Patienten hilfreich sein kann, sollte es nicht als alleinige Behandlungsmethode betrachtet werden. Eine umfassende Behandlung von PTBS umfasst in der Regel psychotherapeutische Ansätze, möglicherweise in Kombination mit medikamentöser Therapie. Wenn Haschisch als Teil der Behandlung in Erwägung gezogen wird, sollte dies unter ärztlicher Aufsicht geschehen, um die richtige Dosis und Zusammensetzung zu finden, die den Bedürfnissen des Einzelnen am besten entspricht.

Neuroprotektive Eigenschaften

Einige Studien deuten darauf hin, dass die Cannabinoide in Haschisch neuroprotektive Eigenschaften haben könnten, was potenziell zur Behandlung oder

Vorbeugung von neurodegenerativen Erkrankungen wie Alzheimer und Parkinson beitragen könnte.

Haschisch, das Cannabinoide wie THC und CBD enthält, wird wegen seiner potenziell neuroprotektiven Eigenschaften untersucht. Diese Eigenschaften können möglicherweise dazu beitragen, das Nervensystem vor Schäden zu schützen oder die Erholung von neurologischen Erkrankungen zu unterstützen.

CBD besitzt entzündungshemmende Eigenschaften, die Entzündungen im Gehirn reduzieren können. Chronische Entzündungen stehen im Zusammenhang mit neurodegenerativen Erkrankungen wie Alzheimer, Parkinson und Multipler Sklerose. Durch die Hemmung von Entzündungsprozessen könnte CBD zur Erhaltung der neuronalen Gesundheit beitragen.

Oxidativer Stress

Oxidativer Stress entsteht durch ein Ungleichgewicht zwischen freien Radikalen und Antioxidantien im Körper und kann zu neuronalen Schäden führen. CBD wirkt als starkes Antioxidans, das die Zellen vor oxidativem Stress schützt und so möglicherweise neurodegenerative Prozesse verlangsamt.

Einige Studien deuten darauf hin, dass Cannabinoide wie CBD die Neurogenese, also die Bildung neuer Neuronen im Gehirn, fördern können. Dies ist besonders in Bereichen wie dem Hippocampus, der für Gedächtnis und Lernen verantwortlich ist, relevant.

Modulation von Glutamat

Glutamat ist ein Neurotransmitter, der bei übermäßiger Aktivität neurotoxisch wirken kann und zu neuronalen Schäden führen könnte. CBD und THC können die Freisetzung von Glutamat modulieren, was helfen kann, exzitotoxische Schäden zu verhindern, die bei Schlaganfällen oder Schädel-Hirn-Traumata auftreten können.

Reduktion der Toxizität von Amyloid-Beta

Amyloid-Beta-Plaques sind mit der Entwicklung von Alzheimer verbunden. Es gibt Hinweise darauf, dass CBD die Toxizität von Amyloid-Beta reduzieren und so die Gesundheit der Nervenzellen schützen könnte.

Schutz vor Ischämie

Cannabinoide könnten neuroprotektiv gegen ischämische Schäden wirken, die durch unzureichende Durchblutung des Gehirns, wie etwa bei einem Schlaganfall, entstehen. THC und CBD haben in Tiermodellen gezeigt, dass sie den Schaden durch Ischämie begrenzen können.

Regulierung der Kalziumhomöostase

Eine Störung des Kalziumgleichgewichts in Neuronen kann zu Zellschäden und dem Tod von Nervenzellen führen. CBD kann dabei helfen, die Kalziumhomöostase zu regulieren, was zur Erhaltung der neuronalen Gesundheit beiträgt.

Hemmung der Mikroglia-Aktivierung

Mikroglia sind Immunzellen im Gehirn, die bei übermäßiger Aktivierung Entzündungen verursachen und neurodegenerative Prozesse fördern können. CBD kann die Aktivierung von Mikroglia hemmen und so Entzündungen und neuronale Schäden reduzieren.

Forschung und Anwendung

Während die neuroprotektiven Eigenschaften von Cannabinoiden vielversprechend sind, befinden sich viele dieser Studien noch im präklinischen oder frühen klinischen Stadium. Das bedeutet, dass weitere Forschung notwendig ist, um diese Effekte vollständig zu verstehen und ihre Anwendung in der Medizin zu optimieren.

In der Medizin wird CBD bereits in einigen Fällen zur Behandlung von bestimmten Epilepsieformen eingesetzt, und es gibt wachsende Interesse an der Erforschung seiner möglichen Rolle bei anderen neurologischen Erkrankungen. Wenn Haschisch oder seine Bestandteile für neuroprotektive Zwecke in

Betracht gezogen werden, sollte dies immer in Absprache mit einem Facharzt erfolgen, da die Wirkungen individuell variieren können und eine genaue Dosierung entscheidend ist.

Antientzündliche Wirkung

CBD in Haschisch hat entzündungshemmende Eigenschaften, was bei entzündlichen Erkrankungen wie Morbus Crohn, Arthritis oder Autoimmunerkrankungen hilfreich sein kann.

Haschisch enthält Cannabinoide wie THC und CBD, die nachweislich antientzündliche Wirkungen haben. Diese Eigenschaften könnten bei der Behandlung von entzündlichen Erkrankungen von Nutzen sein.

Modulation des Endocannabinoid-Systems

THC und CBD wirken auf das Endocannabinoid-System (ECS), das eine Schlüsselrolle bei der Regulierung von Entzündungsprozessen im Körper spielt. Das ECS besteht aus Cannabinoid-Rezeptoren (CB1 und CB2), Endocannabinoiden (körpereigene Cannabinoide) und Enzymen, die für die Synthese und den Abbau dieser Moleküle verantwortlich sind.

CB2-Rezeptoren die hauptsächlich auf Immunzellen vorkommen, sind besonders relevant für die Entzündungshemmung. Wenn diese Rezeptoren durch Cannabinoide wie CBD und THC aktiviert werden, kann dies die Freisetzung von entzündungsfördernden Zytokinen reduzieren und somit die Entzündungsreaktion dämpfen.

Hemmung von Proinflammatorischen Zytokinen

Zytokine sind Signalproteine, die Entzündungsprozesse im Körper steuern. CBD hat gezeigt, dass es die Produktion von proinflammatorischen Zytokinen wie TNF-α, IL-6 und IL-1β hemmen kann. Dadurch kann es die Entzündungsreaktion verringern, was bei chronisch entzündlichen Erkrankungen wie Rheumatoider Arthritis oder entzündlichen Darmerkrankungen nützlich sein kann.

Reduktion von Oxidativem Stress

Entzündungen sind oft mit oxidativem Stress verbunden, der durch ein Übermaß an freien Radikalen verursacht wird. CBD ist ein starkes Antioxidans und kann die durch freie Radikale verursachten Schäden reduzieren. Dadurch wird nicht nur die Entzündungsreaktion verringert, sondern auch die durch Entzündungen verursachte Gewebeschädigung gemindert.

Unterdrückung von Immunzellen-Aktivierung

Entzündungsreaktionen werden oft durch die Aktivierung von Immunzellen wie Makrophagen und T-Zellen ausgelöst. CBD und THC können die Aktivierung dieser Zellen hemmen, wodurch die Entzündungsreaktion insgesamt abgeschwächt wird.

Hemmung von NF-κB und COX-2

NF-κB ist ein Transkriptionsfaktor, der eine zentrale Rolle bei der Entzündungsregulation spielt, indem er die Expression von entzündungsfördernden Genen fördert. CBD kann die Aktivierung von NF-κB hemmen, was zu einer Reduktion der Entzündungsreaktion führt.

COX-2 ist ein Enzym, das an der Produktion von Prostaglandinen beteiligt ist, die Entzündungen und Schmerzen verursachen. CBD kann die Expression von COX-2 reduzieren, was entzündungshemmende und schmerzlindernde Effekte hat.

Hemmung der Mikroglia-Aktivierung im Gehirn

Mikroglia sind Immunzellen im Gehirn, die bei ihrer Aktivierung Entzündungen im zentralen Nervensystem verursachen können. CBD und THC haben gezeigt, dass sie die Aktivierung von Mikroglia hemmen können, was entzündliche Schäden im Gehirn reduziert und neuroprotektive Effekte fördern kann.

Regulierung von Apoptose in Immunzellen

Cannabinoide können die Apoptose (programmierter Zelltod) von überaktiven Immunzellen induzieren, was dazu beiträgt, die Entzündungsreaktion zu kontrollieren und zu verhindern, dass das Immunsystem körpereigenes Gewebe angreift.

Anwendungen

Die antientzündlichen Eigenschaften von Haschisch machen es zu einem potenziellen therapeutischen Mittel für verschiedene entzündliche Erkrankungen, darunter Arthritis, Multiple Sklerose, entzündliche Darmerkrankungen und sogar neurodegenerative Erkrankungen. Während es bereits in einigen medizinischen Anwendungen eingesetzt wird, ist die Forschung in diesem Bereich noch im Gange, um die optimalen Dosierungen und Anwendungen besser zu verstehen.

Reduzierung des Augendrucks bei Glaukom

Haschisch kann den Augeninnendruck senken, was für Menschen mit Glaukom nützlich sein könnte. Diese Eigenschaft wurde früher als einer der Hauptgründe für den medizinischen Einsatz von Cannabis angeführt.

Haschisch, insbesondere sein Wirkstoff THC, hat eine bekannte Wirkung zur Reduzierung des Augeninnendrucks, was bei der Behandlung von Glaukom von Bedeutung sein kann.

Wirkung auf den Augeninnendruck

THC wirkt auf das Endocannabinoid-System im Körper, insbesondere auf die CB1-Rezeptoren, die in hoher Dichte im Auge vorhanden sind. Wenn THC an diese Rezeptoren bindet, führt dies zu einer Verringerung des Augeninnendrucks, indem es die Produktion des Kammerwassers reduziert und möglicherweise auch den Abfluss dieses Flüssigkeitskreislaufs verbessert.

Die Senkung des Augeninnendrucks durch THC tritt relativ schnell nach dem Konsum von Haschisch ein, hält jedoch in der Regel nur einige Stunden an. Aufgrund der kurzen Wirkungsdauer ist eine häufige Anwendung erforderlich, um eine dauerhafte Druckreduktion zu erzielen, was in der Praxis jedoch unpraktisch und mit psychoaktiven Nebenwirkungen verbunden ist.

Die Mechanismen im Detail

THC aktiviert die CB1-Rezeptoren, die in den Geweben des Auges, insbesondere im Ziliarkörper und in der Trabekelmaschenwerk, lokalisiert sind. Diese Strukturen sind entscheidend für die Regulierung des Kammerwassers, einer Flüssigkeit, die den Augeninnendruck bestimmt.

THC verringert die Produktion des Kammerwassers, wodurch der Druck im Auge abnimmt. Gleichzeitig kann es den Abfluss des Kammerwassers verbessern, was ebenfalls zu einer Drucksenkung führt.

72

Vor- und Nachteile

Die Fähigkeit von THC, den Augeninnendruck zu senken, macht es zu einem potenziellen Mittel zur Glaukombehandlung, insbesondere in Fällen, in denen andere Medikamente nicht wirken oder nicht vertragen werden.

THC hat psychoaktive Wirkungen, die für viele Patienten unerwünscht sind. Zudem hält die Drucksenkung nur kurz an, sodass eine regelmäßige Einnahme erforderlich wäre, was zu Problemen wie Abhängigkeit und beeinträchtigter Lebensqualität führen kann.

Alternative Therapieansätze

Aufgrund der Nachteile von THC in der Glaukomtherapie wird es selten als Primärtherapie empfohlen. Stattdessen setzen Ärzte auf andere Medikamente wie Betablocker, Prostaglandine oder Carboanhydrase-Hemmer, die den Augeninnendruck über längere Zeiträume hinweg kontrollieren können.

Begleitung zur Krebstherapie

Neben der Schmerzlinderung und der Reduktion von Übelkeit kann Haschisch auch helfen, die Lebensqualität von Krebspatienten zu verbessern, indem es das allgemeine Wohlbefinden unterstützt und die

Nebenwirkungen von konventionellen Therapien mindert.

Haschisch, das hauptsächlich THC und CBD enthält, wird in der Begleitung von Krebstherapien aus verschiedenen Gründen eingesetzt.

Linderung von Übelkeit und Erbrechen

Eine der bekanntesten Anwendungen von Haschisch in der Krebstherapie ist die Linderung von Übelkeit und Erbrechen, die durch Chemotherapie verursacht werden. THC, der psychoaktive Bestandteil von Haschisch, hat sich als wirksam erwiesen, um diese Symptome zu reduzieren. Patienten, die traditionelle Antiemetika (Mittel gegen Übelkeit) nicht vertragen oder auf sie nicht ansprechen, können von der Einnahme von Haschisch oder THC-haltigen Medikamenten profitieren.

Appetitsteigerung

Viele Krebspatienten leiden unter Appetitlosigkeit und signifikantem Gewichtsverlust, bekannt als Kachexie. THC kann den Appetit anregen und so dazu beitragen, dass Patienten ausreichend Nahrung zu sich nehmen. Dies ist besonders wichtig, um den Körper während der strapaziösen Krebsbehandlung zu stärken.

Schmerzlinderung

Krebspatienten leiden häufig unter starken, chronischen Schmerzen, die durch den Tumor selbst oder durch die Behandlungen verursacht werden. Haschisch kann zur Schmerzlinderung beitragen, indem es auf das Endocannabinoid-System wirkt und Schmerzen sowohl auf zentraler als auch auf peripherer Ebene reduziert.

In einigen Fällen wird Haschisch als alternative oder ergänzende Therapie zu Opioiden eingesetzt, da es helfen kann, die Opioid-Dosis zu reduzieren und gleichzeitig die Schmerzkontrolle aufrechtzuerhalten. Dies kann dazu beitragen, die Nebenwirkungen und das Abhängigkeitspotenzial von Opioiden zu verringern.

Verbesserung der Lebensqualität

Neben der physischen Symptomkontrolle kann Haschisch auch bei der Bewältigung psychischer Belastungen helfen. Es kann Angstzustände und Depressionen lindern, die bei Krebspatienten häufig auftreten, und die Schlafqualität verbessern, was zu einer insgesamt besseren Lebensqualität beiträgt.

Reduzierung von Entzündungen

CBD, ein weiterer wichtiger Bestandteil von Haschisch, hat entzündungshemmende Eigenschaften. Dies kann helfen, Entzündungen im Körper zu reduzieren, die oft durch den Krebs oder die Krebsbehandlung ausgelöst werden.

Potentielle Antitumor-Effekte

Es gibt einige präklinische Studien, die darauf hindeuten, dass Cannabinoide wie THC und CBD das Wachstum von Tumorzellen hemmen könnten. Diese Forschung befindet sich jedoch noch im frühen Stadium, und es gibt keine abschließenden Beweise, dass Haschisch tatsächlich als direkte Antitumor-Therapie wirksam ist. Dennoch bleibt dies ein vielversprechendes Forschungsfeld.

Zusammenfassung

Haschisch wird in der Begleitung von Krebstherapien hauptsächlich zur Linderung von Übelkeit, Schmerzlinderung, Appetitsteigerung und zur Verbesserung der Lebensqualität eingesetzt. Obwohl es vielversprechende Forschungsergebnisse gibt, sollte die Verwendung von Haschisch als Teil einer Krebstherapie immer in Absprache mit einem Arzt erfolgen, um die richtige Dosierung und Anwendung zu gewährleisten und mögliche Nebenwirkungen zu minimieren.

Suchtprävention und -behandlung

Es gibt einige Hinweise darauf, dass CBD in Haschisch helfen könnte, die Abhängigkeit von Substanzen wie Opioiden oder Alkohol zu reduzieren, indem es das Verlangen mindert und die Entzugssymptome lindert.

Der Einsatz von Haschisch in der Suchtprävention und -behandlung ist ein komplexes und umstrittenes Thema. Grundsätzlich ist Haschisch ein Produkt, das THC enthält, eine psychoaktive Substanz, die selbst ein gewisses Suchtpotenzial besitzt. Daher wird es nicht direkt als Mittel zur Suchtprävention eingesetzt. Es gibt jedoch einige Ansätze, die Cannabinoide (insbesondere nicht-psychoaktive wie CBD) in der Behandlung von Suchterkrankungen erforschen.

CBD, ein nicht-psychoaktiver Bestandteil von Cannabis, wird in einigen Studien auf seine Fähigkeit untersucht, Entzugserscheinungen bei Süchtigen zu lindern. Es hat sich gezeigt, dass CBD Angst und Stress, die häufig mit dem Entzug von Substanzen wie Opioiden, Alkohol oder Nikotin verbunden sind, reduzieren kann.

Einige Studien deuten darauf hin, dass CBD das Verlangen nach bestimmten Suchtmitteln, insbesondere Opioiden und Nikotin, verringern könnte. Dies könnte helfen, Rückfälle zu vermeiden und die Abstinenz zu unterstützen.

CBD hat neuroprotektive Eigenschaften, die potenziell das Gehirn vor den Schäden schützen können, die durch chronischen Drogenkonsum entstehen.

Dies könnte langfristig die Wiederherstellung der normalen Hirnfunktion fördern und das Rückfallrisiko senken.

Substitutionstherapie mit THC

In einigen Fällen wird THC als Teil eines Harm-Reduction-Ansatzes verwendet, insbesondere bei Personen, die stark von Alkohol oder Opioiden abhängig sind. Die Idee ist, dass der kontrollierte Konsum von THC-haltigen Produkten das Risiko schädlicher Verhaltensweisen reduzieren könnte, indem es eine weniger schädliche Alternative zu gefährlicheren Drogen bietet.

In einigen Programmen wird THC in einem kontrollierten Umfeld verwendet, um den Konsum anderer Substanzen zu reduzieren. Dies kann als Übergangslösung dienen, um den Betroffenen zu helfen, ihre Abhängigkeit von gefährlicheren Substanzen zu verringern.

Vermeidung von Substanzmissbrauch

Es gibt Programme, die auf Aufklärung und Prävention abzielen, insbesondere bei Jugendlichen. Hier wird oft zwischen den unterschiedlichen Risiken von Substanzen wie Alkohol, Tabak und Cannabis differenziert. Ziel dieser Programme ist es, den frühen Einstieg in den Konsum psychoaktiver Substanzen zu verhindern, wobei der Fokus oft auf den Gefahren von übermäßigem Konsum liegt.

Während Haschisch selbst aufgrund seines THC-Gehalts nicht zur Suchtprävention geeignet ist, wird CBD in der Behandlung von Suchterkrankungen erforscht. Es gibt Anzeichen dafür, dass CBD bei der Linderung von Entzugserscheinungen und der Reduktion von Suchtverlangen helfen kann. Der Einsatz von THC in der Suchtbehandlung ist eher auf spezifische Fälle im Rahmen eines Harm-Reduction-Ansatzes beschränkt. Die Forschung in diesem Bereich ist jedoch noch im Gange, und die Anwendung solcher Ansätze sollte stets in enger Absprache mit medizinischen Fachkräften erfolgen.

Reduzierung von Muskelspasmen

Haschisch kann Muskelkrämpfe und -spasmen lindern, was für Menschen mit Multipler Sklerose (MS) oder anderen spastischen Erkrankungen von Vorteil sein kann.

Wichtig ist, dass die positiven Aspekte von Haschisch individuell variieren können und immer in Abwägung mit den potenziellen Risiken und negativen Auswirkungen betrachtet werden sollten. Jeder Gebrauch von Haschisch, insbesondere zu medizinischen Zwecken, sollte idealerweise unter ärztlicher

Aufsicht erfolgen, um sicherzustellen, dass er sicher und angemessen ist.

Negative Auswirkungen

Haschischkonsum hat nicht nur positive Auswirkungen, es gibt auch einige Dinge zu beachten.

Psychische Gesundheit

Der Konsum von Haschisch kann bei manchen Menschen das Risiko erhöhen, psychische Erkrankungen wie Schizophrenie oder Psychosen zu entwickeln, insbesondere bei genetischer Veranlagung oder übermäßigem Konsum.

Kognitive Beeinträchtigungen

Langfristiger und regelmäßiger Konsum von Haschisch kann die kognitiven Fähigkeiten beeinträchtigen, einschließlich Gedächtnis, Aufmerksamkeit und Lernfähigkeit.

Abhängigkeit

Obwohl Haschisch als weniger suchterzeugend gilt als einige andere Drogen, besteht dennoch ein Risiko für psychische Abhängigkeit, insbesondere bei regelmäßigem Konsum.

Beeinträchtigung der motorischen Fähigkeiten

Der Konsum von Haschisch kann die Koordination und Reaktionsfähigkeit beeinträchtigen, was das Risiko für Unfälle, insbesondere im Straßenverkehr, erhöht.

Soziale und berufliche Auswirkungen

Übermäßiger Konsum kann zu Problemen in sozialen Beziehungen und am Arbeitsplatz führen, insbesondere wenn der Konsum in den Alltag übergreift.

Legale und rechtliche Risiken

In vielen Ländern ist der Besitz, Konsum und Verkauf von Haschisch illegal. Der Konsum kann daher rechtliche Konsequenzen nach sich ziehen, einschließlich Geldstrafen oder Haftstrafen.

Wechselwirkungen mit Medikamenten

Haschisch kann mit verschiedenen Medikamenten interagieren, was deren Wirksamkeit beeinträchtigen oder unerwünschte Nebenwirkungen verstärken kann.

Anhang A: Ghrelin

Ghrelin ist ein Hormon, das eine wichtige Rolle bei der Regulierung von Hunger und Energiehaushalt spielt. Es wird hauptsächlich im Magen produziert und wirkt als "Hungerhormon", da es den Appetit steigert und den Körper auf die Nahrungsaufnahme vorbereitet.

Produktion und Freisetzung

Ghrelin wird hauptsächlich von den P/D1-Zellen im Magen und den ε-Zellen in der Bauchspeicheldrüse synthetisiert. Kleinere Mengen werden auch im Darm und im Gehirn produziert.

Die Konzentration von Ghrelin im Blut steigt, wenn der Magen leer ist, und sinkt nach der Nahrungsaufnahme. Dieses Muster passt sich dem Essverhalten an und beeinflusst das Gefühl von Hunger.

Ghrelin gelangt über den Blutkreislauf ins Gehirn, wo es hauptsächlich auf den Hypothalamus wirkt, das Zentrum, das den Hunger und die Nahrungsaufnahme reguliert. Hier bindet es an spezifische Rezeptoren, die Ghrelin-Rezeptoren (GHS-R1a).

Durch die Aktivierung dieser Rezeptoren im Hypothalamus wird das Hungerzentrum aktiviert, was das Verlangen nach Nahrung erhöht. Ghrelin beeinflusst auch die Belohnungssysteme im Gehirn, was das Essen angenehmer macht und somit den Anreiz verstärkt, Nahrung aufzunehmen.

Ghrelin hat einen direkten Einfluss auf den Fettstoffwechsel. Es fördert die Speicherung von Fett, indem es die Insulinempfindlichkeit verringert und die Fettproduktion (Lipogenese) in der Leber erhöht.

Ghrelin senkt den Energieverbrauch, indem es den Grundumsatz verringert. Dies bedeutet, dass der Körper weniger Kalorien verbrennt, wenn Ghrelin aktiv ist.

Ghrelin wirkt auch protektiv auf die Magenschleimhaut und kann die Sekretion von Magensäure reduzieren sowie die Heilung von Magengeschwüren fördern.

Studien legen nahe, dass Ghrelin auch eine Rolle bei der kognitiven Funktion und dem Gedächtnis spielen könnte, insbesondere in Bezug auf Lernen und Gedächtnisbildung.

Ghrelin stimuliert die Freisetzung von Wachstumshormon (GH) aus der Hypophyse, was zur Regulation von Wachstum und Stoffwechsel beiträgt.

Nach dem Essen sinkt der Ghrelinspiegel, was das Sättigungsgefühl fördert. Dies ist Teil eines komplexen Netzwerks von Hormonen, die den Appetit und die Nahrungsaufnahme steuern, einschließlich Leptin, Insulin und Peptid YY (PYY).

Schlafmangel kann den Ghrelinspiegel erhöhen, was zu einem gesteigerten Hungergefühl führt und möglicherweise zu einer Gewichtszunahme beiträgt.

Stress kann den Ghrelinspiegel beeinflussen, was zu einem vermehrten Essen, insbesondere von kalorienreichen "Komfortnahrungsmitteln", führen kann.

Ghrelin und Krankheiten

Menschen mit Fettleibigkeit haben oft eine gestörte Ghrelinregulation, was zu einer anhaltenden Nahrungsaufnahme führt.

Bei Essstörungen wie Anorexia nervosa oder Bulimia nervosa können Ghrelinspiegel abnormal sein, was die Krankheitssymptome verstärken könnte.

Insgesamt spielt Ghrelin eine zentrale Rolle bei der Regulation von Hunger, Nahrungsaufnahme und Energiehaushalt, was es zu einem wichtigen Ziel in der Forschung über Fettleibigkeit und Essstörungen macht.

Anhang B: Das Endocannabinoid-System

Das Endocannabinoid-System (ECS) ist ein komplexes Zell-Signalnetzwerk, das eine zentrale Rolle bei der Regulierung zahlreicher physiologischer Prozesse im Körper spielt, einschließlich Stimmung, Appetit, Schlaf, Schmerzempfindung, Gedächtnis und Immunsystem. Das ECS besteht aus drei Hauptkomponenten:

Endocannabinoide

Endocannabinoide sind körpereigene, fettlösliche Moleküle, die als Neurotransmitter fungieren. Die beiden wichtigsten Endocannabinoide sind:

- Anandamid (AEA): Häufig als "Glücksmolekül" bezeichnet, da es eine Rolle bei der Regulation von Stimmung und Wohlbefinden spielt.

- 2-Arachidonoylglycerol (2-AG): Ein weiteres weit verbreitetes Endocannabinoid, das in höheren Konzentrationen vorkommt und eine wichtige Rolle bei der Regulation des Immunsystems und der Schmerzempfindung spielt.

Diese Moleküle ähneln den in Cannabis vorkommenden Cannabinoiden wie THC und CBD, sind jedoch vom Körper selbst produziert.

Cannabinoid-Rezeptoren

Cannabinoid-Rezeptoren sind spezialisierte Proteine auf der Oberfläche von Zellen, an die Endocannabinoide binden, um ihre Wirkungen zu entfalten. Die zwei wichtigsten Rezeptoren sind:

- CB1-Rezeptoren: Diese sind hauptsächlich im zentralen Nervensystem (Gehirn und Rückenmark) zu finden, aber auch in geringeren Mengen in anderen Geweben. Sie spielen eine Schlüsselrolle bei der Regulation von Schmerz, Appetit, Gedächtnis und Stimmung.

- CB2-Rezeptoren: Diese Rezeptoren sind überwiegend im peripheren Nervensystem und im Immunsystem lokalisiert. Sie sind wichtig für die Regulation von Entzündungen und Immunantworten.

Enzyme

Enzyme sind für die Synthese und den Abbau von Endocannabinoiden verantwortlich und helfen, ihre Wirkung im Körper zu regulieren:

- Fatty Acid Amide Hydrolase (FAAH): Dieses Enzym baut Anandamid ab, wodurch seine Wirkung beendet wird.

- Monoacylglycerol Lipase (MAGL): Dieses Enzym ist für den Abbau von 2-AG verantwortlich.

Funktion des Endocannabinoid-Systems

Das ECS hilft, das Gleichgewicht (Homöostase) in vielen Körpersystemen aufrechtzuerhalten, indem es auf externe und interne Reize reagiert. Es ist an einer Vielzahl von Funktionen beteiligt:

- Schmerzregulation: Das ECS moduliert die Schmerzempfindung, sowohl akut als auch chronisch.

- Appetit und Verdauung: Es spielt eine Rolle bei der Kontrolle des Appetits, der Nahrungsaufnahme und der Verdauung.

- Stimmung und Angst: Das ECS beeinflusst emotionale Reaktionen und kann Angstzustände und Depressionen modulieren.

- Schlaf: Es reguliert den Schlaf-Wach-Rhythmus und beeinflusst die Qualität und Dauer des Schlafes.

- Immunsystem: Das ECS beeinflusst die Immunantwort, insbesondere bei Entzündungen.

ECS und Cannabinoide

Pflanzliche Cannabinoide wie THC und CBD interagieren mit dem ECS:

- THC: Bindet hauptsächlich an CB1-Rezeptoren und erzeugt psychoaktive Effekte, die mit dem "High" verbunden sind, aber auch schmerzlindernde und appetitsteigernde Eigenschaften haben.

- CBD: Hat eine komplexere Wirkung, bindet nicht direkt an CB1- oder CB2-Rezeptoren, sondern moduliert das ECS auf vielfältige Weise, z. B. durch die Hemmung des FAAH-Enzyms und die Erhöhung der Anandamidspiegel. CBD hat keine psychoaktive Wirkung und wird für seine potenziell angstlösenden, entzündungshemmenden und neuroprotektiven Eigenschaften geschätzt.

Bedeutung des ECS

Das Endocannabinoid-System ist von zentraler Bedeutung für die Gesundheit und das Wohlbefinden, und Störungen im ECS können zu verschiedenen Krankheiten und Zuständen beitragen, einschließlich chronischer Schmerzen, Entzündungen, Angstzu-

ständen und neurodegenerativen Erkrankungen. Forschungen zum ECS haben zur Entwicklung neuer
Therapieansätze geführt, insbesondere in der
Schmerzbehandlung, der Behandlung von Epilepsie
und bei psychischen Störungen.